FAÇONS D'AUGMENTER LES NIVEAUX DE TESTOSTÉRONE

GUIDE COMPLET CONCERNANT LA TESTOSTÉRONE

HERB LAWRENCE

Contenu

chapitre 1

Chapitre 2
PASTILLES DE TESTOSTÉRONE

chapitre 3

HYPOGONADISME

Chapitre 4

CHANGEMENTS LIÉS À L'ÂGE DANS LA TESTOSTÉRONE

Chapitre 5

DES MÉTHODES QUI ONT ÉTÉ PROUVÉES POUR BOOSTER LA TESTOSTÉRONE NATURELLEMENT

Chapitre 6

ALIMENTS FAIBLES EN TESTOSTÉRONE

Chapitre 7

SUPPLÉMENTS POUR BOOSTER LA TESTOSTÉRONE

chapitre 8

LES EFFETS DE L'ALCOOL SUR LA TESTOSTÉRONE

chapitre 1

LE ROLE DES HORMONES CHEZ L'HOMME

Pour produire du sperme, la testostérone stimule l'activité des cellules des testicules. La santé globale dépend également des niveaux de testostérone. La santé des os est améliorée, et la disposition et la libido en sont influencées. La conversion d'une partie de la testostérone en œstrogène, l'hormone sexuelle féminine, est nécessaire à la santé des os.

Pour le dire simplement, les hormones sont cruciales pour le système reproducteur masculin. Ils influencent la fertilité d'un homme et sont finalement responsables des pulsions sexuelles.

QUELS EFFETS LES HORMONES ONT-ELLES SUR LE CORPS D'UN HOMME

L'une des hormones les plus vitales est la testostérone. Il a été démontré qu'il améliore la libido, la masse musculaire, la mémoire et les niveaux d'énergie. Mais à mesure que les hommes vieillissent, leur taux de testostérone chute naturellement. Entre 20% et 40% des hommes de plus de 40 ans souffrent d'hypogonadisme, une maladie médicale traitée à l'aide de médicaments de remplacement de la testostérone.

UN REGARD SUR LES RÉPERCUSSIONS DE LA TESTOSTÉRONE SUR LE CORPS HUMAIN

Pour les hommes, la testostérone est une hormone cruciale. Chez un homme, la production de testostérone peut commencer dès sept semaines après la conception. Pendant la puberté, les niveaux de testostérone augmentent, culminent à la fin de l'adolescence, puis se stabilisent. Les niveaux de testostérone des hommes diminuent naturellement à un rythme lent mais régulier au-delà de 30 ans.

Dans la plupart des cas, les hommes ont beaucoup de testostérone. Cependant, de faibles niveaux de testostérone peuvent survenir chez les hommes. L'hypogonadisme est la condition médicale qui en résulte. Un traitement hormonal substitutif, qui doit être prescrit par un médecin et suivi de près, peut aider. Lorsque les niveaux de testostérone sont normaux, un homme ne devrait pas prendre de suppléments de testostérone.

Les niveaux de testostérone des hommes ont des effets considérables, influençant tout, de la santé reproductive et de la libido à la force physique et à la densité osseuse. De plus, cela influence certaines actions.

UN REGARD SUR LE SYSTEME ENDOCRINIEN

Les hormones sont produites par les glandes qui composent le système endocrinien. L'hypophyse reçoit des instructions sur la quantité de testostérone à produire à partir de l'hypothalamus dans le cerveau. Après avoir reçu le signal, l'hypophyse le relaie aux organes reproducteurs masculins. Bien que les testicules soient responsables de la production de la grande majorité de la testostérone, les glandes surrénales, situées au-dessus des reins, contribuent également en quantité mineure. De faibles niveaux de testostérone sont produits par les glandes surrénales et les ovaires chez les femmes.

La testostérone joue un rôle dans le développement des organes génitaux masculins avant même la naissance d'un homme. À la puberté, la testostérone provoque la croissance de caractéristiques masculines telles qu'une voix, une barbe et des poils plus profonds. Le développement des muscles et l'excitation à s'engager dans une activité sexuelle sont deux autres avantages. L'adolescence est marquée par une augmentation spectaculaire de la production de testostérone, qui atteint son apogée à la fin de l'adolescence ou au début de la vingtaine. Environ 1% de la testostérone est perdue chaque année après 30 ans.

LA PHYSIOLOGIE DE LA REPRODUCTION

La testostérone joue un rôle dans la formation des organes génitaux masculins à partir de la septième semaine environ de la grossesse. Les testicules et le pénis grossissent pendant la puberté en raison d'une augmentation de la production de testostérone. Chaque jour, les testicules créent de nouveaux spermatozoïdes et un nouveau flux de testostérone.

La dysfonction érectile a été liée à une diminution des niveaux de testostérone chez les hommes (ED). Les médicaments de remplacement de la testostérone chronique ont été associés à une baisse du nombre de spermatozoïdes. En plus d'une hypertrophie de la prostate, la thérapie à la testostérone a été associée à une atrophie testiculaire et à une diminution de la virilité. Chez les hommes qui ont eu un cancer de la prostate ou du sein, l'utilisation d'un traitement de remplacement de la testostérone n'est pas recommandée.

SEXUALITÉ

Les testicules, le pénis et les poils pubiens se développent en réponse à l'augmentation des niveaux de testostérone pendant l'adolescence. Les muscles et les cheveux commencent à pousser, et une voix plus profonde émerge. L'augmentation du désir sexuel est une conséquence naturelle de ces altérations.

Le vieil adage "utilisez-le ou perdez-le" n'est pas complètement faux. Si les niveaux de testostérone d'un homme sont bas, il peut perdre tout intérêt à avoir des relations sexuelles avec d'autres hommes. L'intérêt et l'activité sexuels augmentent les niveaux de testostérone. Lorsqu'un homme est sexuellement inactif pendant une période prolongée, son taux de testostérone peut chuter. De la même manière qu'un faible taux d'œstrogène, un faible taux de testostérone peut provoquer une dysfonction érectile (DE).

ANATOMIE DU CERVEAU ET DE LA MOELLE ÉPINIÈRE

Le corps dispose d'un système de gestion de la testostérone, en envoyant des messages par le biais d'hormones et de produits chimiques qui sont libérés dans la circulation sanguine. Les testicules reçoivent leurs instructions pour produire la testostérone de la glande pituitaire, qui à son tour les reçoit de l'hypothalamus dans le cerveau.

L'agressivité et le désir d'être dominant sont deux des comportements qui peuvent être influencés par la testostérone. Cela encourage également une saine concurrence et améliore la confiance. La participation à des activités compétitives peut augmenter ou diminuer le taux de testostérone d'un homme, tout comme l'activité sexuelle. Avoir de faibles niveaux de testostérone peut vous faire vous sentir déprimé et sans inspiration. Cela peut aussi rendre un homme malheureux ou affecter sa concentration. Des niveaux réduits de testostérone sont associés à la fatigue et aux troubles du sommeil.

Il est crucial de souligner, cependant, que la testostérone n'est qu'un composant qui détermine les traits de personnalité. Il y a sans aucun doute plus d'éléments biologiques et environnementaux en jeu.

FOLLICULES ET CUIR CHEVELU

Lorsqu'un homme passe de l'enfance à la maturité, la testostérone favorise la croissance des poils sur le visage, sous les aisselles et autour des organes génitaux. Les bras, les jambes et la poitrine ne sont pas à l'abri de la pousse des poils.

Un homme avec des niveaux de testostérone en baisse peut vraiment perdre des poils. Les médicaments de remplacement de la testostérone s'accompagnent de quelques effets secondaires potentiels, notamment l'acné et la croissance mammaire. Les patchs de testostérone peuvent provoquer une légère gêne cutanée. Les gels topiques peuvent être plus faciles à utiliser, mais une grande prudence doit être prise pour éviter de transmettre la testostérone à quelqu'un d'autre par contact peau à peau.

IL Y A DU MUSCLE, DE LA GRAISSE ET DES OS

L'implication de la testostérone dans le processus de gain de masse musculaire et de force n'est qu'une parmi tant d'autres. La testostérone augmente les niveaux de neurotransmetteurs qui stimulent l' expansion des tissus. Il déclenche également la synthèse des protéines en interagissant avec les récepteurs nucléaires de l'ADN. Les niveaux d'hormone de croissance sont augmentés par la testostérone. C'est pourquoi l'entraînement est si efficace pour le gain musculaire.

La testostérone améliore la densité osseuse et indique à la moelle osseuse de générer des globules rouges. Les hommes ayant de très faibles niveaux de testostérone sont plus susceptibles de souffrir de fractures et de fractures osseuses.

La testostérone aide également le métabolisme des graisses, ce qui permet aux hommes de perdre du poids plus facilement. La graisse corporelle augmente avec la baisse des niveaux de testostérone.

Les injections de testostérone dans le tissu musculaire par un professionnel de la santé sont une méthode d'administration de l'hormone pour la thérapie de remplacement de la testostérone.

SYSTÈME DU CŒUR ET DES VAISSEAUX SANGUINS

En tant qu'hormone, la testostérone circule dans tout le corps. Votre niveau de testostérone ne peut être déterminé avec certitude qu'en le faisant mesurer. Un test sanguin est généralement nécessaire pour cela.

La production de globules rouges est stimulée par la testostérone dans la moelle osseuse. Et il existe des preuves issues de la recherche que la testostérone pourrait même être bonne pour le système cardiovasculaire. Cependant, il y a eu des preuves contradictoires de la recherche portant sur l'impact de la testostérone sur les lipides, l'hypertension et la coagulation sanguine.

Des enquêtes récentes sur les effets de la thérapie à la testostérone sur le système cardiovasculaire ont donné des résultats incohérents, et cette recherche est toujours en cours. Un nombre élevé de cellules sanguines peut résulter d'un traitement par injection intramusculaire de testostérone. La rétention d'eau, un nombre élevé de globules rouges et des modifications du taux de cholestérol sont des effets négatifs supplémentaires du traitement de remplacement de la testostérone.

LA TESTOSTÉRONE COMMENT ÇA MARCHE

Les niveaux de testostérone chez les hommes sont strictement réglementés pour les maintenir dans une fourchette saine, et bien qu'ils aient tendance à être plus élevés le matin et à baisser pendant la journée, ils ne deviennent jamais trop élevés. Les principaux régulateurs de la production testiculaire de testostérone comprennent l'hypothalamus et l'hypophyse. En raison de l'hypothalamus sécrétant l'hormone de libération des gonadotrophines, l'hypophyse génère l'hormone lutéinisante, qui pénètre ensuite dans la circulation sanguine et stimule les gonades à produire et à libérer de la testostérone.

Il existe une boucle de rétroaction négative par laquelle des niveaux élevés de testostérone dans le sang réduisent la libération hypothalamique de l'hormone de libération des gonadotrophines, qui à son tour réduit la synthèse hypophysaire de l'hormone lutéinisante. En conséquence, les niveaux de testostérone chutent, la rétroaction négative s'affaiblit et l'hypothalamus sécrète à nouveau l'hormone de libération des gonadotrophines.

QUE SE PASSE-T-IL SI MON NIVEAU DE TESTOSTÉRONE ÉTAIT EXCESSIF ?

Les effets physiologiques des niveaux élevés de testostérone varient selon l'âge et le sexe. Trop de testostérone est difficile à détecter chez les hommes adultes car il est inhabituel que les hommes contractent une maladie qui les amène à créer trop de testostérone. Plus clairement, trop de testostérone peut provoquer un développement génital aberrant chez les jeunes filles et une fausse poussée de croissance chez les tout-petits. La puberté prématurée et l'infertilité sont deux des nombreux résultats négatifs des niveaux élevés de testostérone, qui peuvent affecter les deux sexes.

Un signe possible du syndrome des ovaires polykystiques chez les femmes est un taux élevé de testostérone dans le sang. L'acné, les poils du corps et du visage (appelés hirsutisme), la perte de cheveux au niveau de la couronne, le gonflement et une voix plus profonde sont tous des effets secondaires possibles de cette maladie chez les femmes.

Des niveaux excessifs de testostérone peuvent également être causés par un certain nombre de troubles médicaux. La résistance aux androgènes, l'hyperplasie des surrénales chez les nourrissons et le cancer de l'ovaire font tous partie de cette catégorie.

Chez les hommes, la production de testostérone et de spermatozoïdes dans les testicules est réduite lorsqu'ils sont sous stéroïdes anabolisants (hormones androgènes) parce que la sécrétion de l'hormone lutéinisante et de l'hormone folliculostimulante par l'hypophyse est supprimée. Les stéroïdes anabolisants ont été associés à un certain nombre d'effets négatifs sur la santé chez les hommes, notamment une réduction de la libido, un amincissement des testicules et le développement du tissu mammaire. Le surmenage du foie pour éliminer les stéroïdes anabolisants pourrait entraîner de graves problèmes de santé. Des altérations du comportement (une telle irritation accrue) pourraient également faire surface. Comme une forte concentration de testostérone, qu'elle soit naturelle ou synthétique, peut favoriser la masculinisation (virilisation), les stéroïdes anabolisants créent également des effets indésirables chez les femmes qui en prennent régulièrement.

QUE SE PASSE-T-IL SI MON NIVEAU DE TESTOSTÉRONE ÉTAIT TROP BAS

La pénurie de testostérone fœtale peut empêcher la maturation complète des traits masculins. Un manque de testostérone pendant la puberté peut entraîner un arrêt de la croissance d'un garçon et il peut ne pas avoir de poussée de croissance typique. Les changements dans la hauteur de la voix de l'enfant, la croissance des poils pubiens et la taille du pénis et des testicules peuvent être ralentis. Les garçons ayant un faible taux de testostérone peuvent connaître un retard de la puberté, une perte de masse musculaire et une croissance disproportionnée continue des bras et des jambes.

De faibles niveaux de testostérone chez les hommes en âge de procréer ont été associés à une perte de masse musculaire, à une calvitie et à une apparence ridée et «parcheminée» de la peau. Les niveaux de testostérone diminuent naturellement chez les hommes à mesure qu'ils vieillissent. Dans les médias, on parle parfois de ménopause masculine (andropause) (andropause).

De faibles niveaux de testostérone ont été associés à des troubles de l'humeur, à une prise de poids, à une perte musculaire, à de mauvaises érections et performances dans la chambre à coucher, à une fragilité osseuse, à une perte de mémoire, à des troubles de la concentration et à des troubles du sommeil. Les recherches actuelles révèlent que cet impact ne se produit que chez une minorité (environ 2 %) des hommes vieillissants. De nombreuses études sont actuellement menées pour en savoir plus sur les effets de la testostérone chez les hommes âgés et sur les avantages potentiels du traitement de remplacement de la testostérone.

Chapitre 2

PELLETS DE TESTOSTÉRONE

Après avoir implanté des pastilles de testostérone, un patient peut se sentir plus énergique, mieux dormir et avoir une meilleure qualité de vie globale. Des gains de densité musculaire et osseuse sont possibles, ainsi qu'une réduction de la graisse corporelle. La force, la coordination et les performances physiques peuvent toutes s'améliorer chez certains patients.

EN SAVOIR PLUS SUR LA TESTOSTÉRONE

L'une des hormones les plus vitales est la testostérone. Il a été démontré qu'il améliore la libido, la masse musculaire, la mémoire et les niveaux d'énergie. Mais à mesure que les hommes vieillissent, leur taux de testostérone chute naturellement.

Selon les rapports, 20 à 40 % des hommes âgés ont un problème médical appelé hypogonadisme et ont besoin d'un traitement de remplacement de la testostérone (TRT). Mais il y a des inconvénients à la TRT, notamment le risque de maladie cardiaque, un nombre excessif de globules rouges et d'autres troubles.

Obtenir la bonne dose du bon mécanisme d'administration de l'hormonothérapie est crucial pour un résultat positif. Vous pouvez obtenir des patchs, des lotions, des injections ou même des pastilles de testostérone.

Les pastilles peuvent être une excellente option pour ceux qui désirent une dose régulière à long terme. Vous et votre médecin pouvez avoir une conversation sur les nombreuses stratégies de traitement qui s'offrent à vous.

PASTILLES DE TESTOSTÉRONE

Une minuscule pastille de testostérone, comme Test Opel, est disponible. Ils contiennent de la testostérone cristalline et mesurent 3 mm sur 9 mm. Ils sont implantés sous la peau et délivrent progressivement de la testostérone sur une période de trois à six mois.

Les pastilles sont implantées par voie sous-cutanée, généralement près de la hanche, au cours d'une intervention chirurgicale simple et rapide réalisée dans le cabinet de votre médecin.

Une sorte de thérapie de remplacement de la testostérone de longue durée, ces pastilles durent toute une année. Ils doivent fournir un flux constant de testostérone, généralement suffisant pour durer quatre mois.

DIAGNOSTIQUER LA DOSE OPTIMALE

Cela peut prendre un certain temps pour trouver la dose optimale qui traite efficacement vos symptômes de faible taux de testostérone. Des effets secondaires dangereux, comme une augmentation du nombre de globules rouges, peuvent être provoqués par un excès de testostérone (RBC). Selon des études, il existe des dangers supplémentaires associés à des niveaux élevés de testostérone.

Certaines personnes peuvent avoir du mal à déterminer un dosage approprié. Il est possible d'identifier la dose optimale pour votre corps en travaillant avec votre médecin, qui peut également être en mesure de vous guider vers la stratégie de traitement optimale.

DOSAGE DE LA TESTOSTÉRONE : LES HAUTS ET LES BAS

Les traitements topiques faciles à administrer comme les crèmes, les gels, les comprimés buccaux, les sprays nasaux (nates to), les solutions pour les aisselles (axion) et les patchs nécessitent une application régulière.

Vous courez également le risque d'exposer par erreur des femmes et des nourrissons à des quantités excessives de testostérone.

Les injections ont le potentiel de persister plus longtemps et d'éviter les problèmes de contact des approches susmentionnées. Pourtant, l'inconfort au site d'injection est une possibilité. Vous devez consulter un professionnel de la santé ou apprendre à vous injecter vous-même.

Certains des effets secondaires désagréables de la TRT sont attribuables aux hauts et aux bas de la dose de testostérone avec les méthodes d'administration conventionnelles.

Les niveaux de testostérone, après avoir été artificiellement stimulés par des injections, peuvent varier considérablement entre très haut et très bas. Il peut en résulter une variation spectaculaire de l'humeur, de la libido et des niveaux d'énergie.

Les œstrogènes comme l'œstradiol sont produits lorsque la testostérone est décomposée à ses niveaux d'exposition maximaux. Cette quantité d'œstrogènes peut potentiellement contribuer au développement et à la douleur des seins.

TRT PEUT ÉGALEMENT PROVOQUER LES EFFETS INDÉSIRABLES SUIVANTS

apnée du sommeil

acné

faible nombre de spermatozoïdes

seins plus gros que la moyenne

atrophie testiculaire

RBC amélioré

Placement des implants Pellet

La durée moyenne d'une chirurgie implantaire est d'environ 10 minutes.

Après avoir frotté la partie supérieure de la hanche ou des fesses, une anesthésie locale est administrée sous la peau pour atténuer toute douleur. Une petite incision est pratiquée.

A l'aide d'un trocart, de petites pastilles de testostérone sont insérées sous la peau. Dans la plupart des cas, dix à douze pastilles seront implantées. Après environ 4 mois, vous devrez répéter le processus car les effets se sont estompés.

LES PELLETS PEUVENT AVOIR CERTAINS EFFETS NÉGATIFS, CEPENDANT

Il y a des avantages à utiliser des granulés comme stratégie de dosage à long terme pour un faible taux de testostérone, mais il y a aussi des inconvénients.

Les granulés peuvent « expulser » à travers la peau, ou développer une infection, en de rares occasions. L'infection ne survient que dans environ 0,3 à 0,4% des cas et l'extrusion ne se produit que dans environ 0,3 à 1,1% des cas, c'est donc extrêmement rare.

Une autre intervention chirurgicale est nécessaire pour ajouter des granulés, ce qui rend difficile l'ajustement facile du dosage.

Avant de commencer le traitement par pastilles de testostérone, il est recommandé de déterminer votre dose optimale de testostérone en utilisant une autre méthode d'administration quotidienne de testostérone (telle que des crèmes ou des patchs). Demandez conseil à votre médecin à ce sujet.

Vous êtes un candidat pour les pastilles de testostérone après avoir trouvé une dose efficace à laquelle vous ressentez les avantages sans subir d'augmentation des globules rouges ou d'autres effets indésirables.

PASTILLES DE TESTOSTÉRONE PURE POUR FEMMES

Les femmes suivent également une thérapie à la testostérone, malgré la controverse qui l'entoure. La TRT, avec ou sans œstrogène supplémentaire, a été utilisée pour traiter le problème de désir sexuel hypoactif chez les femmes ménopausées.

En conséquence, les gens signalent des niveaux plus élevés de désir sexuel, des orgasmes plus fréquents et une plus grande satisfaction globale.

IL PEUT AUSSI Y AVOIR DES SIGNES DE PROGRÈS DANS LES DOMAINES SUIVANTS

Musculaire maigre

Masse osseuse

Résultats des tests de QI

Vitalité du coeur

Cependant, fournir le traitement à faible dose dont les femmes ont besoin est difficile pour le moment. Malgré le fait que les pastilles de testostérone aient été utilisées par les femmes, aucune étude approfondie n'a été menée pour évaluer les dangers, notamment en ce qui concerne l'émergence de tumeurs malignes.

Il est également considéré comme "hors AMM" d'administrer des pastilles de testostérone aux patientes. Cela signifie qu'un médicament avec US Quelque chose approuvé par la Food and Drug Administration (FDA) pour un usage est ensuite utilisé pour un autre.

Le médicament n'est pas destiné à un tel usage, mais un médecin est libre de l'utiliser comme bon lui semble. Parce que la FDA ne supervise que la fabrication et la distribution des produits pharmaceutiques, et non leur application clinique, c'est le cas. En conséquence, votre médecin est libre de vous rédiger une ordonnance pour un médicament de la manière qu'il juge appropriée.

DISCUTEZ DE VOS SYMPTÔMES AVEC VOTRE MÉDECIN

Discutez avec votre médecin de la possibilité de suivre un traitement à la testostérone. Une fois que vous avez trouvé une dose qui fonctionne avec votre corps, vous pouvez explorer la meilleure approche qui fonctionne pour vous.

L'engagement envers TRT est à long terme. Les pastilles de testostérone entraînent des rendez-vous médicaux supplémentaires et probablement plus de dépenses. Il y a des inconvénients, bien sûr, mais il y a aussi des avantages, comme ne pas avoir à s'injecter tous les jours et ne pas avoir à se soucier du fait que d'autres personnes obtiennent de la testostérone.

EST-IL NOCIF D'AVOIR UNE FAIBLE TESTOSTÉRONE

« low T », abréviation de faible taux de testostérone, est une maladie répandue qui affecte les hommes à mesure qu'ils vieillissent. La production normale de testostérone diminue progressivement avec l'âge. Selon la Urology Care Foundation, environ 20 % des hommes dans la soixantaine ont un faible taux de testostérone. Ce pourcentage grimpe à 30 % chez les hommes de 70 ans et plus. Environ cinquante pour cent des hommes octogénaires constatent une baisse de la testostérone.

TESTOSTÉRONE POURQUOI LES HOMMES EN ONT BESOIN

Les testicules d'un homme créent l'hormone sexuelle connue sous le nom de testostérone. Cette hormone est importante dans le développement des organes génitaux d'un garçon. La testostérone est essentielle à la maturation du corps des garçons en celui des hommes pendant la puberté. Il favorise la croissance des poils du visage, le développement musculaire et une voix plus profonde. La testostérone est essentielle à la libido d'un homme jusqu'à l'âge adulte.

LES FAIBLES NIVEAUX DE TESTOSTÉRONE CAUSENT QUOI

Les niveaux de testostérone diminuent naturellement avec l'âge. Il existe des preuves que les niveaux de testostérone d'un homme diminuent avec l'âge. De faibles niveaux de testostérone peuvent être provoqués par plus que le simple fait de vieillir. Les dommages aux testicules ou l'exposition à des médicaments anticancéreux ou à des radiations sont des exemples de tels événements. Les maladies hypophysaires et les médicaments qui influencent l'hypophyse, tels que les stéroïdes, sont deux autres déclencheurs potentiels.

Effets d'un faible taux de testostérone sur l'activité sexuelle

Les répercussions d'un faible taux de testostérone sur la santé d'un homme sont réelles et importantes, notamment au niveau de sa vie sexuelle. De faibles niveaux de testostérone chez les hommes peuvent rendre difficile l'obtention et le maintien d'une érection. Ils peuvent ne pas avoir d'érections aussi régulières ou aussi dures qu'auparavant. L'envie d'avoir une activité sexuelle (libido) chez les hommes diminue également lorsque les niveaux de testostérone chutent. Tout ou partie de ceux-ci peuvent entraîner une activité sexuelle moins fréquente. Les effets sur les partenariats amoureux pourraient être considérables.

RÉPERCUSSIONS ALTERNATIVES D'UNE FAIBLE TESTOSTÉRONE

Avoir un faible taux de testostérone n'a pas seulement un impact sur votre libido et votre désir de vous engager dans une activité sexuelle. De plus, cela peut induire d'autres symptômes. Certains des signes suivants peuvent se présenter si un faible T est la cause

La prise de poids

se sentir moins énergique que d'habitude

diminution de la masse musculaire et augmentation de la graisse

triste et déprimé

du mal à se concentrer

CONSIDÉRATIONS RELATIVES À LA SANTÉ

Les répercussions d'un faible taux de testostérone sur le corps peuvent être dévastatrices à long terme. Pour les hommes, de faibles niveaux peuvent entraîner une faiblesse osseuse et même l'ostéoporose. Les personnes atteintes d'ostéoporose sont beaucoup plus susceptibles de subir des blessures.

Un faible taux de testostérone a été associé à un risque accru de mourir d'une maladie cardiaque et d'autres raisons, selon une étude publiée dans le Journal of Clinical Endocrinology.

L'ÉVALUATION DE LA FAIBLE TESTOSTÉRONE

Une baisse de la libido ou des problèmes de maintien d'une érection sont des signes qu'une visite chez le médecin est nécessaire. Un faible taux de testostérone peut être diagnostiqué avec un simple test sanguin au cabinet du médecin. Les niveaux de testostérone fluctuent tout au long de la journée, vous devrez donc peut-être faire le test plus d'une fois. Votre médecin peut prélever du sang dès le matin, lorsque les niveaux de testostérone sont généralement à leur maximum.

LE PROCESSUS DE TRAITEMENT D'UNE FAIBLE TESTOSTÉRONE

Une thérapie de remplacement avec de la testostérone peut être recommandée si vos niveaux sont bas. La Urology Support Foundation rapporte que la majorité des hommes qui souffrent d'un faible taux de testostérone appliquent un gel de testostérone sur leurs bras et leurs épaules. Vous pouvez également recevoir une injection dans un muscle ou mettre un patch qui libère lentement de la testostérone dans votre circulation sanguine. Les pastilles sous-cutanées sont une autre option. En plus de la thérapie injectable, des thérapies de remplacement par voie orale sont disponibles. La croissance du cancer peut être alimentée par la testostérone, il n'est donc pas recommandé aux hommes atteints d'un cancer de la prostate d'en prendre.

SAVOIR QUAND VOUS AVEZ BESOIN D'UNE THÉRAPIE

De nombreuses entreprises pharmaceutiques ont récemment commencé à commercialiser des médicaments pour traiter les faibles niveaux de testostérone (ou "faible T"). Un document de recherche publié en 2011 a révélé que le nombre d'hommes de plus de 40 ans qui utilisaient un traitement à la testostérone avait augmenté entre 2001 et 2011. Si vous présentez des symptômes de faible taux de testostérone, vous devriez vous faire tester pour vous assurer que vous avez réellement besoin d'un traitement.

chapitre 3

HYPOGONADISME

L'hypogonadisme est caractérisé par une production faible ou absente d'hormones sexuelles par les gonades. Les adolescents et les adultes des deux sexes sont vulnérables. Le manque de désir sexuel ou de libido est un symptôme de cette maladie. L'hypogonadisme, également appelé déficit gonadique, se caractérise par l'absence d'un ou des deux testicules.

EXPLIQUER L'HYPOGONADISME

L'hypogonadisme est une condition dans laquelle les testicules et les ovaires produisent des quantités insuffisantes d'hormones sexuelles. Les testicules et les ovaires sont les deux composants principaux des glandes sexuelles, souvent appelées gonades. Les hormones sécrétées par les deux sexes jouent un rôle dans la régulation des caractéristiques sexuelles secondaires telles que la croissance du tissu mammaire chez les femmes et des testicules chez les hommes, ainsi que la production de poils dans la région pubienne. Le cycle menstruel et la production de sperme dépendent tous deux des hormones sexuelles.

L'hypogonadisme est une condition dans laquelle un ou les deux testicules sont sous-développés. Lorsqu'il se produit chez les hommes, il peut être appelé faible taux de testostérone sérique ou andropause.

La majorité des patients qui reçoivent un traitement pour cette maladie s'améliorent de manière significative.

EXACTEMENT COMBIEN DE FORMES DISTINCTES D'HYPOGONADISME EXISTE-T-IL

L'hypogonadisme primaire et central sont les deux catégories de ce trouble.

Hypogonadisme de l'hypothalamus primaire

Pour le dire simplement, si vous souffrez d'hypogonadisme primaire, vos gonades ne produisent pas suffisamment d'hormones sexuelles. Votre cerveau envoie toujours des signaux à vos gonades pour fabriquer des hormones, mais vos gonades sont incapables de le faire.

HYPOGONADISME CENTRÉ SUR LE CORPS

Lorsque vous souffrez d'hypogonadisme central, le problème se situe au niveau cérébral. Le dysfonctionnement de vos gonades est dû à des problèmes avec votre hypothalamus et votre glande pituitaire.

POURQUOI L'HYPOGONADISME SE PRODUIT-IL

L'hypogonadisme primaire a un certain nombre de causes profondes.

les maladies causées par le corps qui s'attaque lui-même comprennent la maladie d'Addison et l'hypoparathyroïdie.

Syndrome de Turner, syndrome de Klinefelter et autres maladies génétiques maladies dangereuses, notamment les oreillons testiculaires Maladies chroniques du foie et des reins Avoir des testicules qui ne sont pas encore descendus hémochromatose, une affection causée par une quantité excessive de fer absorbé Contamination par des altérations des organes génitaux par rayonnement .

LES CAUSES POSSIBLES DE L'HYPOGONADISME CENTRAL COMPRENNENT

maladie des gènes, comme le syndrome de Kalman développement hypothalamique anormal

PROBLÈMES AVEC LA GLANDE PITUITAIRE

maladies avec inflammation, telles que la sarcoïdose, la tuberculose et l'histiocytose

OBÉSITÉ

perdre rapidement des kilos

Carences nutritionnelles

injection de stéroïdes ou d'opioïdes

Intervention chirurgicale sur le cerveau

Contamination par rayonnement

Si vous avez subi des dommages à votre hypothalamus ou à votre hypophyse, vous pourriez avoir des difficultés à contrôler vos émotions.

la présence d'une tumeur sur ou près de l'hypophyse

EXPLIQUER LES SIGNES DE L'HYPOGONADISME

absence de règles

développement mammaire insuffisant ou inexistant

l'apparition d'une chaleur soudaine et intense

la calvitie est la perte de cheveux de n'importe où sur le corps.

absence ou difficulté à maintenir le désir sexuel

sécrétions mammaires laiteuses

LES MÂLES PEUVENT AVOIR LES SYMPTÔMES SUIVANTS, ENTRE AUTRES

amincissement des cheveux

diminution de la masse musculaire

Développement inhabituel des seins

retard de croissance du pénis et des testicules

ED, ou impuissance,

l'ostéoporose

absence ou difficulté à maintenir le désir sexuel

infertilité

fatigue

l'apparition d'une chaleur soudaine et intense

Problème de mise au point

COMMENT LES PROFESSIONNELS DE LA MÉDECINE IDENTIFIENT-ILS L'HYPOGONADISME CHEZ UN PATIENT

Pour s'assurer que votre développement sexuel est sur la bonne voie pour votre âge, votre médecin procédera à un examen physique. Ils peuvent jeter un œil à votre musculature, vos cheveux et vos organes génitaux.

TESTS POUR LES HORMONES

Tout d'abord, votre médecin évaluera probablement vos niveaux d'hormones sexuelles s'il soupçonne un hypogonadisme. Afin de déterminer votre taux d'hormone folliculo-stimulante (FSH) et d'hormone lutéinisante (LH), une analyse de sang sera nécessaire. Les hormones de reproduction sont produites par la glande pituitaire.

Si vous êtes une femme, vos niveaux d'œstrogène seront vérifiés. La testostérone d'un homme sera vérifiée. Les niveaux d'hormones sont généralement mesurés dès le matin. Votre médecin peut également demander une analyse de sperme si vous êtes un homme et que vous souhaitez savoir combien de spermatozoïdes vous avez. Un faible nombre de spermatozoïdes peut être une indication d'hypogonadisme.

Afin de confirmer un diagnostic et d'exclure les raisons potentielles, votre médecin peut effectuer des tests sanguins supplémentaires.

La production d'hormones sexuelles peut être affectée par les niveaux de fer. Votre médecin peut effectuer une analyse de sang pour rechercher des signes d'hémochromatose, qui provoque des niveaux anormalement élevés de fer dans le sang.

Les niveaux de prolactine sont une autre chose que votre médecin voudra peut-être vérifier. Bien qu'elle soit plus répandue chez les femmes, la prolactine est une hormone présente chez les deux sexes qui favorise la croissance et la production de tissu mammaire et de lait chez les mères allaitantes.

Les niveaux d'hormones thyroïdiennes sont une autre chose que votre médecin peut examiner. Des symptômes de type hypogonadisme peuvent également être provoqués par des problèmes de thyroïde.

EXAMEN DE L'IMAGE

Les techniques d'imagerie diagnostique sont de plus en plus répandues. À l'aide d'ondes sonores, une échographie peut produire une image des ovaires, permettant un examen approfondi du système reproducteur.

Si votre médecin soupçonne que vous avez une tumeur dans votre glande pituitaire, il ou elle peut demander une IRM ou une tomodensitométrie pour la détecter.

HYPOGONADISME CHEZ LES FEMMES COMMENT LE TRAITER

Le traitement pour les femmes impliquera une augmentation des niveaux d'hormones sexuelles féminines.

Si vous avez subi une hystérectomie, les œstrogènes seront probablement votre première ligne de défense. L'œstrogène ajouté peut être pris par voie orale ou via un patch transdermique.

Si vous n'avez pas subi d'hystérectomie, votre médecin peut vous prescrire une combinaison d'œstrogènes et de progestérone pour réduire votre risque de développer un cancer de l'endomètre causé par des taux élevés d'œstrogènes. Si vous prenez des œstrogènes, la prise de progestérone peut aider à réduire votre risque de développer un cancer de l'endomètre.

Les symptômes peuvent être spécifiquement traités en utilisant des remèdes alternatifs. Une libido réduite peut être aidée par de faibles doses de testostérone. Les injections de gonadotrophine chorionique humaine et/ou les comprimés de FSH sont utilisés pour induire l'ovulation chez les femmes qui ont des problèmes pour tomber enceinte ou qui ont des règles régulières.

TRAITEMENT HYPOGONADISME POUR HOMMES

L'hormone sexuelle masculine est appelée testostérone. Le traitement de l'hypogonadisme chez les hommes implique généralement une thérapie de remplacement de la testostérone. La thérapie de remplacement de la testostérone peut être obtenue par

Injection

Correctif

gel

losange

Les injections d'hormone de libération des gonadotrophines peuvent provoquer la puberté ou stimuler la spermatogenèse.

MÉDICAMENT HYPOGONADISME POUR LES DEUX SEXES

Lorsqu'une tumeur de l'hypophyse est responsable de l'hypogonadisme, le traitement est le même pour les deux sexes. Les méthodes qui peuvent être utilisées dans un effort pour réduire ou éliminer la tumeur comprennent

radiation

médicament

opération

COMMENT LES CHOSES SONT-ELLES SUR LA ROUTE

L'hypogonadisme est un trouble à long terme qui peut nécessiter une thérapie pour le reste de sa vie à moins qu'il ne soit causé par quelque chose qui peut être corrigé. Si vous arrêtez de prendre vos médicaments contre les hormones sexuelles, votre taux d'hormones peut chuter.

Demander l'aide d'un thérapeute ou d'un groupe de soutien peut être bénéfique avant, pendant et après le traitement. Des niveaux accrus de testostérone sont bénéfiques.

LA TESTOSTÉRONE... QU'EST-CE QUE C'EST

Les testicules des mâles et les ovaires et les glandes surrénales des femelles sont les principaux sites de production de testostérone. Cette hormone joue un rôle central dans la formation du physique et de la personnalité masculine. Les niveaux de testostérone chez les femmes sont significativement plus bas. La production de testostérone augmente d'un facteur 30 entre la puberté et le début de l'âge adulte. Les déclins annuels normaux se produisent après le début de l'âge adulte. Après l'âge de 30 ans, vous pouvez subir une perte de capacité physique d'un pour cent.

PARMI LES NOMBREUSES FONCTIONS IMPORTANTES DE LA TESTOSTÉRONE SONT

os et muscles

Poils du corps humain, y compris les poils pubiens et faciaux

approfondissement de la voix par des moyens physiques

passion pour le sexe

état d'esprit et d'existence

compétence avec les mots et l'intelligence

Si vous vous inquiétez d'un faible taux de testostérone, prenez rendez-vous avec votre médecin. Parce que la testostérone réduite est une partie normale du vieillissement, certains symptômes, tels que la perte de masse musculaire, le gain de graisse corporelle ou l'impuissance, peuvent être des indicateurs d'autre chose.

Si votre médecin vous a diagnostiqué un faible taux de testostérone (également connu sous le nom d'hypogonadisme) ou recommandé un médicament de remplacement de la testostérone pour une autre raison, l'augmentation de votre taux de testostérone pourrait vous intéresser. L'augmentation de vos niveaux de testostérone peut ne pas avoir d'effets notables si vos niveaux sont déjà normaux. Seuls les hommes avec de faibles niveaux de testostérone ont été étudiés pour les avantages améliorés énumérés ci-dessous.

POURQUOI EST-IL BÉNÉFIQUE D'ÉLEVER LES NIVEAUX DE TESTOSTÉRONE

Système cardiovasculaire et sang solides

Le sang riche en oxygène pompé par un cœur fort permet aux muscles et aux organes du corps de fonctionner au mieux. La production de globules rouges dans la moelle osseuse est aidée par la testostérone. De nombreux problèmes cardiovasculaires ont été liés à de faibles niveaux de testostérone.

existe -t-il des preuves que la thérapie de remplacement de la testostérone aide à lutter contre les maladies cardiovasculaires ? Les résultats de recherche d'une source fiable ne sont pas concluants. Selon de petits essais du début des années 2000, la thérapie à la testostérone pour les hommes souffrant de maladies cardiaques a entraîné de modestes améliorations. Certaines personnes ont même triplé leur distance de marche précédente ! Une autre enquête a révélé que l'hormonothérapie ne faisait rien pour soulager la douleur liée à l'angine de poitrine, mais augmentait le diamètre des artères saines.

Des recherches récentes portant sur plus de 83 000 hommes ont révélé que les hommes dont le taux de testostérone était normalisé présentaient un risque réduit de crise cardiaque de 24 % et d'accident vasculaire cérébral de 36 %.

RÉDUCTION DE LA GRAISSE, AUGMENTATION DE LA MASSE MUSCULAIRE

La croissance musculaire est un phénomène lié à la testostérone. L'atrophie musculaire et l'augmentation du taux métabolique bénéficient tous deux d'une composition corporelle plus maigre. Des études ont montré que le traitement d'un faible taux de testostérone peut entraîner une réduction de la graisse corporelle et une amélioration de la masse musculaire et de la force chez les hommes. Certains hommes ont remarqué une altération de la masse corporelle maigre, mais aucune amélioration de la force. Combiner les médicaments de remplacement de la testostérone avec l'haltérophilie et l'activité physique est optimal.

DENSITÉ OSSEUSE PLUS ÉLEVÉE

La densité minérale osseuse est fortement influencée par la testostérone. À mesure que les hommes vieillissent, leur taux de testostérone diminue naturellement, ce qui a un effet négatif sur la densité osseuse. Il y a une plus grande possibilité de développer une fragilité osseuse et une ostéoporose à la suite de cela. Les athlètes bénéficient d'os solides car ils fournissent une base stable pour leurs muscles et leurs organes internes.

Tant que la posologie est suffisamment élevée, il a été démontré que la thérapie à la testostérone favorise la densité osseuse. Des augmentations de la densité osseuse dans la colonne vertébrale et les hanches ont été observées dans des essais cliniques évaluant l'influence de la testostérone sur la densité osseuse. Il a été observé que la densité minérale osseuse augmentait avec la testostérone dans une étude distincte comparant les femmes à travers l'andropause aux hommes. Cependant, il n'est pas clair si la testostérone peut aider à réduire le risque de fracture.

Une capacité accrue de mémoire verbale, de perception visuelle ou d'analyse logique

Selon des études, les hommes dont le rapport testostérone totale/œstrogène est plus élevé ont également un risque plus faible de développer la maladie d'Alzheimer. La testostérone a été liée à l'amélioration des fonctions cognitives comme la mémoire verbale et la vitesse de traitement. Les hommes âgés de 34 à 70 ans qui ont reçu une thérapie à la testostérone ont montré une mémoire spatiale améliorée.

LIBIDO RENFORCÉE

Lorsqu'un homme est sexuellement excité et actif, son taux de testostérone augmente naturellement. Les hommes qui ont plus d'hormone testostérone ont tendance à avoir plus d'activité sexuelle dans l'ensemble. Pour que les hommes plus âgés maintiennent leur libido et leurs érections, ils doivent absorber plus de testostérone. Cependant, il convient de noter que les faibles niveaux de testostérone ne sont pas toujours la cause de la dysfonction érectile.

La recherche suggère que la thérapie à la testostérone peut améliorer la santé et la fonction sexuelles. La recherche indique également qu'il existe une limite supérieure aux niveaux de testostérone au-delà de laquelle aucune autre réaction n'est montrée. L'augmentation des niveaux de testostérone pourrait ne pas améliorer la libido chez les hommes qui ne souffrent pas d'hypogonadisme.

ESPRITS ÉLEVÉS

La qualité de vie diminue avec la baisse des niveaux de testostérone. De faibles quantités de testostérone peuvent provoquer une variété d'émotions et de comportements négatifs, tels que la dépression, l'épuisement et l'irritabilité. Cependant, quelques études suggèrent que cela ne s'applique qu'aux hommes atteints d'hypogonadisme. Les hommes dont le corps abaisse naturellement les niveaux de testostérone n'ont montré aucun signe de dépression accrue.

La thérapie de remplacement par la testostérone peut avoir des résultats émotionnels variables. Le traitement à la source de l'hypogonadisme chez les hommes a conduit à plus de bonheur, moins de fatigue et moins d'irritation. En plus de son efficacité potentielle en tant que traitement psychiatrique, cette méthode s'est révélée prometteuse dans des études en tant qu'antidépresseur.

LES DANGERS DE LA THÉRAPIE DE REMPLACEMENT DE LA TESTOSTÉRONE.

Les thérapies de testostérone sur ordonnance comprennent des gels, des timbres cutanés et des injections. Chacun peut produire des effets indésirables chez certaines personnes. Il est possible que les patchs provoquent une irritation de la peau. Obtenir une injection intramusculaire pourrait affecter votre disposition. Ne laissez personne d'autre utiliser le gel une fois que vous l'avez essayé vous-même.

Voici quelques-unes des conséquences négatives possibles de la thérapie de remplacement de la testostérone

aggravation de l'acné

Pour conserver les liquides

le besoin d'uriner plus fréquemment

mise en valeur du buste

réduction du nombre de spermatozoïdes

Nombre réduit de spermatozoïdes

l'agression s'est intensifiée

Chez les hommes qui ont eu un cancer du sein ou de la prostate, la thérapie à la testostérone n'est pas recommandée. L'utilisation d'un traitement de remplacement de la testostérone a également été associée à une aggravation de l'apnée du sommeil chez les personnes âgées.

ENVISAGEZ-VOUS DE VOUS FAIRE DES INJECTIONS DE TESTOSTÉRONE

Si vos niveaux se situent dans la plage normale, aucun traitement n'est nécessaire. Les hommes ayant un faible taux de testostérone peuvent grandement bénéficier d'une thérapie de remplacement de la testostérone. Vous ne devriez jamais obtenir de testostérone sans ordonnance d'un médecin. Si vous craignez que votre taux de testostérone soit trop bas, il est important de consulter un médecin. Les niveaux de testostérone peuvent être mesurés à l'aide d'un test sanguin, qui peut également révéler d'autres problèmes de santé.

Les professionnels de la santé et les universitaires sont divisés sur l'efficacité ou non du traitement de remplacement de la testostérone. Le consensus parmi les experts suggère que les résultats des études sont incohérents pour la plupart des maladies.

Une santé optimale et le succès de la thérapie à la testostérone dépendent d'une alimentation équilibrée et d'une activité physique régulière. Il est suggéré d'avoir un contrôle et une surveillance de suivi.

Chapitre 4

ÂGE

CHANGEMENTS LIÉS À LA TESTOSTÉRONE

Chez les deux sexes, la testostérone agit comme une hormone puissante. Parmi ses nombreux avantages, il y a la capacité de modérer le désir sexuel, de gérer la production de sperme, de développer la masse musculaire et de stimuler la vitalité. L'hostilité humaine et la compétitivité ne sont que deux comportements qui peuvent être influencés par cela.

La production de testostérone diminue naturellement avec l'âge. Cela peut avoir un large éventail d'effets secondaires, y compris une diminution de la libido. La baisse de testostérone est un aspect normal du processus de vieillissement, malgré le fait qu'elle puisse être préoccupante.

QUANTITÉS NORMALES DE TESTOSTÉRONE

La santé de la thyroïde, la disponibilité des protéines et d'autres facteurs influencent tous ce qui constitue un niveau "normal" ou "sain" de testostérone dans le sang.

Pour être considéré comme normal, le niveau de testostérone d'un homme doit être d'au moins 300 ng/dL, comme l'indique l'American Urological Association (AUA) dans son ensemble de directives le plus récent. Chez les hommes, un faible taux de testostérone est défini comme une concentration sérique inférieure à 300 ng/dL.

Lorsqu'un homme entre dans l'âge adulte, son taux de testostérone augmente jusqu'à environ 18 ou 19 ans, puis diminue progressivement.

AVANT LA NAISSANCE

Pendant la grossesse, la testostérone est essentielle à la croissance et au développement sains du fœtus. La maturation du système reproducteur masculin est sous son œil attentif.

Une recherche portant sur 60 enfants suggère que les niveaux de testostérone prénatals peuvent également influencer l'équilibre de l'activité entre les hémisphères droit et gauche du cerveau.

Le développement du cerveau fœtal dépend du maintien des niveaux de testostérone dans une fourchette relativement restreinte. Des quantités intenses de testostérone pendant la grossesse ont été liées à l'autisme.

DU DEBUT DE L'ADULTE A LA FIN DE L'ADOLESCENCE

Les niveaux maximaux de testostérone se produisent entre la puberté et le début de l'âge adulte.

C'est pendant la puberté que la testostérone et d'autres androgènes se manifestent pour la première fois physiquement chez les jeunes hommes. Lorsqu'un garçon devient viril, il développe une voix plus profonde, des épaules plus larges et des traits plus carrés.

L'ÂGE ADULTE

Après l'âge de 30 ans, le taux de testostérone d'un homme peut chuter d'environ 1 % par an.

Les ovaires sont le principal site de production de testostérone chez les femmes préménopausées. Après la ménopause, qui commence généralement entre 45 et 55 ans, les niveaux chutent.

SYMPTÔMES DU DÉFICIT HORMONAL MÂLE

La quantité de testostérone dans votre système peut être déterminée par un test sanguin.

Cependant, un faible taux de testostérone peut également être le résultat de troubles médicaux présents dès la naissance. Avoir un faible taux de testostérone est possible si vos testicules ou vos ovaires, les organes responsables de la production de l'hormone, ont été endommagés par une maladie.

Le vieillissement peut entraîner une baisse des niveaux. D'autre part, l'Amérique a ses propres problèmes. La FDA déconseille le traitement de remplacement de la testostérone (TRT) pour les faibles niveaux dus au vieillissement.

DES MODIFICATIONS DE LA FONCTION SEXUELLE PEUVENT SURVENIR LORSQUE LES NIVEAUX DE TESTOSTÉRONE SONT TROP BAS

faible libido ou manque de désir sexuel

nombre réduit d'"actes de virilité"

impuissance

Altération de la capacité à obtenir ou à maintenir une érection (ED)

infertilité

D'AUTRES SYMPTÔMES DE FAIBLES NIVEAUX DE TESTOSTÉRONE SONT

altérations de la façon dont on dort

Problème de mise au point

incapacité à inspirer l'action

masse musculaire et puissance épuisées

perte de masse osseuse

la condition d'avoir des seins masculins inhabituellement gros

la dépression

fatigue

Vous devriez faire vérifier votre faible taux de testostérone si vous pensez en avoir.

RELATIONS ENTRE LES FEMMES ET LA TESTOSTÉRONE

Alors que la testostérone est avant tout une hormone masculine, elle est essentielle pour les deux sexes. Moins de testostérone est présente chez les femmes que chez les hommes.

Après qu'une femme atteint la ménopause, ses niveaux d'oestrogène commencent à décliner. Cela pourrait entraîner une légère augmentation de ses niveaux d'androgènes (hormones mâles). Les niveaux de testostérone peuvent également être affectés par des maladies telles que le syndrome des ovaires polykystiques (SOPK).

CHEZ LES FEMMES, DES NIVEAUX ÉLEVÉS DE TESTOSTÉRONE DANS LE SANG PEUVENT ENTRAÎNER

perte de cheveux sur le cuir chevelu

acné

interruptions de règles ou absences

développement d'une barbe ou d'une moustache

infertilité

L'infertilité est un autre résultat potentiel d'un faible taux de testostérone chez les femmes, faisant suite à la fragilité des os et au manque d'intérêt pour l'activité sexuelle.

DIAGNOSTIC ET TESTS

Un faible taux de testostérone est mieux diagnostiqué avec une visite chez le médecin pour un examen physique et des analyses de sang.

Votre médecin évaluera votre état de santé général et votre maturité sexuelle. Il est recommandé de prélever l'échantillon de sang avant 10 heures, car les niveaux de testostérone ont tendance à être les plus élevés le matin. avec des hommes plus jeunes. Jusqu'à 14 heures, les hommes de plus de 45 ans peuvent passer le test. tout en obtenant des résultats fiables.

Les risques liés au test sanguin sont faibles mais peuvent inclure des saignements, une gêne au site d'injection ou une infection.

IMPLICATIONS D'UNE TESTOSTÉRONE EXCESSIVE OU INSUFFISANTE

Les signes de faible taux de testostérone peuvent simplement faire partie du vieillissement, mais ils peuvent également indiquer quelque chose de plus grave. En voici quelques uns

réaction aux médicaments

Troubles de la glande thyroïde

la dépression

consommation abusive d'alcool

Une baisse des niveaux de testostérone peut résulter d'un certain nombre de facteurs, y compris, mais sans s'y limiter,

cancer des testicules ou des ovaires

inefficacité des testicules

faible production d'hormones gonadiques, souvent appelée hypogonadisme.

Développement sexuel immature

condition qui dure longtemps, comme le diabète ou une maladie rénale

grosseur extrême

radiothérapie ou chimiothérapie

Utilisation d'opioïdes

malformations congénitales pouvant être attribuées à un gène défectueux, comme le syndrome de Klinefelter

Des quantités élevées de testostérone pourraient résulter de

SOPK

CAH est une condition qui affecte les femmes dès la naissance.

cancers des glandes surrénales ou des gonades

Emporter

votre médecin peut vous recommander la trt s'il constate que votre taux de testostérone est trop bas. les formes de testostérone comprennent

l'administration d'une injection

un pansement

Gel topique pour la peau

gel inséré dans les voies nasales

pastilles insérées chirurgicalement sous lui peau

Un certain nombre de médicaments sont disponibles pour le traitement des niveaux élevés de testostérone chez les femmes.

méthodes de contraception administrées par voie orale

SPIRONOLACTONE
ALDACTONE

S'inquiéter de la baisse des niveaux de testostérone n'est que naturel. Cependant, il faut s'attendre à ce que cela soit une conséquence naturelle du vieillissement. Si vous êtes inquiet ou présentez des symptômes inhabituels, il est important de prendre rendez-vous avec votre médecin.

Chapitre 5

DES MÉTHODES QUI ONT ÉTÉ PROUVÉES POUR BOOSTER LA TESTOSTÉRONE NATURELLEMENT

L'hormone testostérone affecte tout, des performances sexuelles à la probabilité de contracter certaines maladies. Découvrez comment les méthodes naturelles, comme l'haltérophilie, peuvent vous aider à augmenter votre taux de testostérone.

La principale hormone androgène chez les hommes est la testostérone. Certains niveaux de trace sont également présents chez les personnes qui ont été assignées à une femme à la naissance.

Les testicules et les ovaires sont les principaux organes responsables de la production de cette hormone stéroïde. De petites quantités sont également produites par les glandes surrénales.

OBTENIR UNE BONNE NUIT DE REPOS

Le manque de sommeil a été lié à une diminution des niveaux de testostérone et d'autres hormones et substances essentielles.

Selon une étude de l'Université de Source, les hommes qui ne dorment pas suffisamment peuvent voir leur taux de testostérone baisser.

Après que 10 hommes en bonne santé, tous âgés d'environ 24 ans, aient passé 1 semaine à dormir 8 heures chaque nuit à la maison, ils ont passé les 11 nuits suivantes dans un laboratoire. Pendant les trois premières nuits, ils ont dormi une nuit complète de 10 heures, mais pendant les huit suivantes, ils ont été forcés de limiter leur sommeil à seulement cinq. La nuit précédant la restriction de sommeil de 10 heures, les médecins surveillaient leur sang toutes les 15 à 30 minutes.

Selon l'étude, la privation de sommeil pendant une semaine seulement a réduit les niveaux de testostérone pendant la journée jusqu'à 15 %. En revanche, les niveaux de testostérone diminuent progressivement avec l'âge à un taux de seulement 2% chaque année chez les adultes en bonne santé.

Faire du sommeil une priorité peut aider à maintenir les niveaux de testostérone. Dormir au moins sept ou huit heures par nuit devrait être un objectif quotidien. Les difficultés de sommeil doivent être discutées avec un professionnel de la santé.

BIEN MANGER EXIGE LA DISCIPLINE

On sait depuis longtemps que manger sainement est essentiel pour maintenir les niveaux de testostérone et la santé générale à des niveaux optimaux. Un rapport Source suggère que de faibles niveaux de testostérone et le surpoids peuvent tous deux contribuer à un certain nombre de maladies inflammatoires et à une diminution des fonctions cérébrales.

Il a été démontré que les niveaux d'hormones étaient perturbés par une alimentation excessive et un régime yo-yo . Les personnes qui pratiquent une activité physique intense, comme le sport, sont plus susceptibles de remarquer cet effet.

Une alimentation riche en aliments entiers et offrant un bon équilibre entre les graisses, les glucides et les protéines est optimale. Le maintien d'un équilibre hormonal sain n'est qu'un autre avantage d'une alimentation équilibrée et nutritive qui peut vous aider à vivre une vie longue et heureuse.

PERDRE DU POIDS

Il a été démontré que les niveaux de testostérone des hommes en surpoids sont plus faibles. Une étude publiée dans Clinical Endocrinology Source a révélé que les niveaux de testostérone étaient jusqu'à 50 % inférieurs chez les hommes en surpoids âgés de 14 à 20 ans par rapport aux hommes maigres du même âge.

CONTINUER À SE DÉPLACER

Les chercheurs ont découvert que plus une personne était physiquement active, plus son taux de testostérone était élevé.

Selon la source, il est préférable d'augmenter les niveaux de testostérone avec une activité physique accrue plutôt que de le faire uniquement par la perte de poids.

Une activité extrême, cependant, peut réduire les niveaux de testostérone, la modération est donc essentielle.

En effet, la même étude a suggéré que de faibles niveaux de testostérone pourraient être un problème pour les coureurs de fond. Les auteurs de l'étude ont fait valoir que de faibles niveaux d'énergie et une mauvaise nutrition pourraient être à blâmer.

CONQUÉRIR LE STRESS

Un stress prolongé ou persistant est nocif et peut causer divers problèmes de santé.

Le cortisol, qui est augmenté par le stress, régule de nombreuses fonctions corporelles, du système immunitaire à la dépense énergétique.

Des niveaux élevés de cortisol suppriment la testostérone. Selon l'étude citée, les niveaux de testostérone chez les hommes fluctuent de manière erratique lorsque les hommes subissent du stress.

Au cours des deux mois précédant leurs examens finaux, 58 étudiants en médecine, hommes et femmes, ont rempli des questionnaires et fourni des échantillons de salive alors qu'ils étaient stressés par les examens.

Les niveaux de testostérone salivaire ont augmenté de manière significative chez les hommes de l'étude lorsqu'ils étaient stressés par les examens, mais ils ont chuté de manière significative chez les femmes.

Les chercheurs pensent que les disparités entre les sexes peuvent s'expliquer par le fait que les participants masculins à l'étude ont eu une réaction de stress plus agressive, émotionnellement inhibée et ruminative.

ADDITIFS ALIMENTAIRES ET VITAMINES

vitamine D a été associée à l'amélioration des niveaux de testostérone et à la correction de la carence en vitamine D, selon une étude publiée dans le Journal of Hormone Source.

Les niveaux de vitamine D peuvent également être maintenus en s'exposant au soleil pendant au moins 15 minutes chaque jour. Le saumon et les autres poissons gras, ainsi que le lait et les produits céréaliers enrichis, sont de bonnes sources alimentaires de vitamine D.

DHEA déhydroépiandrostérone est une hormone impliquée dans la création de testostérone et d'autres hormones qui régulent la graisse corporelle. Les niveaux de DHEA, comme les niveaux de testostérone, diminuent avec l'âge. Dans une expérience, des hommes plus âgés ont reçu des suppléments de DHEA. Selon l'étude, des changements positifs dans la composition corporelle, bien que légers, ont été observés après la prise des suppléments.

Manger du poisson et des graines de lin, qui sont tous deux riches en graisses saines, peut améliorer la capacité de votre corps à utiliser la DHEA qu'il crée.

Si un déficit en magnésium est à l'origine d'un faible taux de testostérone, l'utilisation de suppléments de magnésium peut aider à rétablir des niveaux normaux.

Selon une étude publiée dans la revue Biological Trace Element Research, il a été démontré que la prise de suppléments pendant au moins un mois avait le potentiel d'augmenter les niveaux de testostérone chez toutes les personnes. Selon l'étude, ceux qui font régulièrement de l'exercice voient une plus grande augmentation de la testostérone que leurs homologues moins actifs.

Comme pour le magnésium, une carence en zinc peut contribuer à une diminution de la testostérone. Une étude 2 avec des résultats fiables a révélé qu'une supplémentation en zinc pendant 4 semaines empêchait une baisse du taux de testostérone chez les hommes sédentaires qui faisaient de l'exercice.

Les carences en magnésium et en zinc, en revanche, peuvent être traitées avec de la nourriture. Les aliments riches en magnésium comprennent les grains entiers et les légumes-feuilles foncés. Les légumes verts foncés, les graines de lin et les graines de citrouille sont d'autres bonnes sources de zinc.

La créatine est largement connue pour augmenter de manière fiable et modeste les niveaux de testostérone. Dans une étude menée en 2006, Source a découvert qu'après avoir pris de la créatine pendant au moins 10 semaines, les joueurs de football collégial ont constaté une augmentation des niveaux de testostérone. Le saumon, le thon et le bœuf riches en protéines contiennent tous naturellement de la créatine.

ÉVALUATION DES MÉDICAMENTS SUR ORDONNANCE

Bien qu'il existe de nombreux problèmes qui peuvent être résolus par l'utilisation de médicaments sur ordonnance, un faible taux de testostérone est un effet secondaire courant.

Une source de recherche suggère que les statines, une sorte de médicaments hypocholestérolémiants, peuvent également fonctionner en partie en diminuant les niveaux de testostérone dans le corps.

Toute personne qui pense qu'un faible taux de testostérone est lié à des médicaments prescrits doit signaler ces préoccupations à son médecin.

ÉLOIGNEZ-VOUS DE L'ALCOOL ET DES DROGUES

Un faible taux de testostérone a été lié à la toxicomanie.

Les National Institutes of Health rapportent que la consommation d'alcool peut perturber le fonctionnement des testicules et d'autres organes reproducteurs chez les hommes.

De plus, les effets de l'alcool sur le corps, tels que la production de réactions hormonales et de dommages cellulaires, peuvent entraîner une réduction des niveaux de testostérone.

ALIMENTS POSSIBLES POUR AUGMENTER LA TESTOSTÉRONE

Un faible taux de testostérone est courant à mesure que les gens vieillissent, mais il peut également être causé par des facteurs tels que certains médicaments, une graisse corporelle élevée et certains troubles de santé.

L'hypogonadisme, souvent appelé faible T ou faible taux de testostérone, est diagnostiqué lorsque les taux sériques de testostérone sont inférieurs à 300 ng/dL. La thérapie de remplacement par la testostérone est une option médicale pour les hommes ayant un faible taux de testostérone.

L'hypogonadisme touche une grande partie de la population. Environ 40 % des hommes de plus de 45 ans et 50 % des hommes de plus de 80 ans sont diagnostiqués hypogonadiques.

Maintenir vos niveaux de testostérone à leur maximum nécessite un engagement envers un mode de vie sain, qui comprend une bonne alimentation. Les régimes riches en aliments ultra-transformés et pauvres en aliments riches en nutriments ont été associés dans certaines recherches à des niveaux de testostérone plus faibles.

Si votre médecin vous dit que votre taux de testostérone est bas, faites ce qu'il dit. De plus, votre alimentation pourrait bénéficier d'une augmentation des types d'aliments riches en nutriments nécessaires pour maintenir un taux de testostérone normal.

ESPÈCES DE POISSON RICHES EN GRAS SATURÉS

La vitamine D, le zinc et les acides gras oméga-3 sont tous essentiels au bon fonctionnement hormonal, et les poissons gras comme le saumon et les sardines sont une excellente source des trois.

Alors que des études ont montré que la consommation d'aliments riches en graisses comme les aliments frits pouvait entraîner de faibles niveaux de testostérone chez certains hommes, des études ont également montré que les régimes faibles en graisses peuvent être nocifs pour les niveaux de testostérone.

recherches , les niveaux de testostérone des hommes qui suivaient un régime pauvre en graisses étaient inférieurs à ceux de ceux qui suivaient un régime riche en graisses .

Les chercheurs ont cependant déclaré que davantage d'études de haute qualité étaient nécessaires pour saisir complètement cette association .

Quoi qu'il en soit, il est probablement bon pour votre santé d'inclure la santé hormonale pour ajouter des sources saines de graisses comme les poissons gras à votre alimentation.

De plus, le zinc, la vitamine D et les protéines présentes dans les poissons gras sont tous des composants essentiels au fonctionnement normal de la testostérone.

Les scientifiques ont montré que les niveaux de testostérone sont souvent plus faibles chez les hommes ayant de faibles niveaux de vitamine D. Parce que la vitamine D est essentielle à la santé reproductive des hommes, c'est le cas.

CES VERTS À FEUILLES FONCÉS

Le magnésium, un minéral vital pour maintenir des niveaux optimaux de testostérone, en particulier chez les hommes plus âgés, est abondant dans les verts feuillus foncés.

Certains chercheurs pensent que parce que le magnésium réduit le stress oxydatif, sa présence dans le corps provoque une plus grande bioactivité de la testostérone. Un état de stress oxydatif se produit lorsque les défenses antioxydantes de l'organisme sont submergées par les radicaux libres de l'organisme.

Les nutriments qui combattent le stress oxydatif et l'inflammation peuvent aider à maintenir les niveaux de testostérone stables.

Une étude plus ancienne incluant des hommes âgés de 65 ans et plus a indiqué que ceux dont les niveaux de magnésium dans le sang étaient plus élevés avaient également des niveaux de testostérone plus élevés.

En outre, une étude menée auprès d'hommes taïwanais a établi un lien entre un faible taux de testostérone et un manque de consommation de légumes verts à feuilles.

Par conséquent, consommer plus de légumes riches en magnésium, tels que les épinards, le chou frisé et le chou vert, peut aider à maintenir des niveaux normaux de testostérone.

MARCHANDISES DE CHOCOLATERIE

Les antioxydants de magnésium et de flavonoïdes, présents en abondance dans les produits à base de cacao comme la poudre de cacao et les éclats de cacao, sont cruciaux pour la production de testostérone.

Les flavonoïdes sont des produits chimiques présents dans les plantes qui ont de fortes actions antioxydantes et anti-inflammatoires.

Les flavonoïdes du cacao, tels que la quercétine et l'apigénine, ont été associés à une augmentation de la production de testostérone par une sorte de cellule testiculaire appelée cellule de Leydig.

Les meilleurs produits à base de cacao à acheter sont ceux qui n'ont pas de sucre ajouté ou très peu de sucre ajouté. Si vous cherchez une alternative saine au chocolat ordinaire, essayez la poudre de cacao, les éclats de cacao ou le chocolat noir à faible teneur en sucre.

AVOCATS

Des graisses saines, telles que celles que l'on trouve dans les avocats, jouent un rôle dans le maintien de l'équilibre hormonal.

De plus, les avocats sont riches en magnésium et en un minéral appelé bore, qui peuvent tous deux améliorer les niveaux de testostérone.

Il a été démontré que le bore, un oligo-élément commun, affecte le métabolisme de la testostérone et offre une protection contre la dégradation de la testostérone dans le corps.

Les résultats des enquêtes sur les effets de quantités supplémentaires de bore sur les niveaux de testostérone sont incohérents. Les effets des suppléments de bore sur les niveaux de testostérone doivent être étudiés plus avant.

Il n'y a pas de consensus sur la question de savoir si l'utilisation de suppléments de bore augmentera les niveaux de testostérone, mais inclure des aliments comme les avocats dans votre alimentation peut vous aider à obtenir le minéral dont vous avez besoin peut aider à maintenir vos niveaux de testostérone stables.

DES ŒUFS

Les jaunes d'œufs sont une excellente source de protéines, de graisses saines et de sélénium, un minéral antioxydant.

Certaines recherches in vitro et animales suggèrent que le sélénium peut stimuler l'expression de gènes spécifiques et les voies correspondantes, augmentant ainsi la synthèse de testostérone.

On observe également que les niveaux de testostérone sont plus élevés chez ceux qui ont des niveaux adéquats de sélénium dans le sang, selon plusieurs recherches chez les humains et les animaux.

Cependant, pour tirer des conclusions définitives sur l'impact du sélénium sur la testostérone, des recherches supplémentaires sont nécessaires, en particulier chez l'homme.

À moins que vous ne soyez allergique aux œufs, vous devriez incorporer des œufs à votre alimentation si vous ne le faites pas actuellement. N'oubliez pas que les jaunes d'œufs sont l'endroit où se trouvent la plupart des nutriments bénéfiques, ce qui rend les œufs entiers bien plus bénéfiques que les blancs.

GRENADES, CERISES ET BAIES

Il a été démontré que les antioxydants flavonoïdes, qui sont abondants dans les baies, les cerises et les grenades, protègent les cellules productrices de testostérone des dommages et stimulent la production de testostérone.

La supplémentation en jus de grenade a augmenté les niveaux de testostérone et protégé les cellules de Leydig (responsables de la production de testostérone) contre les dommages, selon une étude plus ancienne chez le rat.

La question de savoir si les grenades ou leur jus ont un effet sur les niveaux de testostérone nécessite davantage de recherches humaines.

Les aliments anti-inflammatoires, notamment les grenades, les baies et les cerises, peuvent protéger contre les effets hypoglycémiants de l'inflammation induite par l'obésité.

La santé hormonale peut bénéficier d'une alimentation riche en aliments riches en antioxydants comme ces fruits.

FRUITS DE MER

Les huîtres, les palourdes et autres crustacés peuvent aider à maintenir les niveaux de testostérone à un niveau sain car ils sont riches en zinc, en sélénium et en acides gras oméga-3.

Un manque de zinc, qui joue un rôle essentiel dans la santé reproductive, peut entraîner un hypogonadisme.

Il a également été démontré que les comprimés de zinc à forte dose peuvent aider les hommes souffrant d'hypogonadisme. Même pour le moment, les suppléments de zinc ne sont généralement pas préconisés comme une solution unique pour l'hypogonadisme.

Mais manger des aliments riches en minéraux comme le zinc, le sélénium et les acides gras oméga-3, qui sont tous nécessaires pour maintenir des niveaux sains de testostérone, peut améliorer la santé hormonale.

Chapitre 6

NOURRITURE QUI SONT FAIBLES EN TESTOSTÉRONE

Il est prouvé que la consommation de soja, de produits laitiers et de certaines graisses peut réduire les niveaux de testostérone.

Normaliser son poids et pratiquer une activité physique régulière sont deux moyens naturels d'augmenter le taux de testostérone.

Le régime alimentaire d'une personne peut avoir un effet sur plus que son tour de taille. Les nutriments contenus dans les aliments fournissent de l'énergie aux cellules du corps et peuvent avoir un effet sur les hormones comme la testostérone.

Certains aliments, lorsqu'ils sont consommés en grande quantité, peuvent perturber l'équilibre hormonal de l'organisme ou rendre plus difficile l'utilisation correcte des hormones par l'organisme.

ALIMENTS POTENTIELLEMENT FAIBLES EN MATIÈRE DE TESTOSTÉRONE

Les niveaux de testostérone peuvent chuter à la suite de la consommation de soja ou de la consommation d'alcool.

La testostérone est une hormone sexuelle importante. La testostérone est une hormone essentielle pour les hommes et les femmes. Les gains de force, de densité osseuse et de densité capillaire sont tous aidés par la testostérone, et l'hormone affecte également l'ovulation et la grossesse.

Des niveaux normaux de testostérone sont maintenus grâce à la régulation efficace des hormones par le corps.

Cependant, l'équilibre hormonal peut être perturbé par la consommation de certains aliments. Pour ceux qui s'inquiètent de leur taux de testostérone, éviter les repas suivants peut être une bonne idée.

LE SOJA ET LEURS PRODUITS SECONDAIRES

Les phytoestrogènes peuvent être trouvés dans les produits à base de soja tels que le tofu, l'edamame et les isolats de protéines de soja. Ces produits chimiques imitent l'action des œstrogènes endogènes en raison de leurs similitudes structurelles.

Malgré une enquête approfondie, les chercheurs reconnaissent que certaines questions demeurent sur le soja, selon une étude publiée dans Medical Science Source.

Selon le rapport, les chercheurs n'ont pas été en mesure d'établir un lien entre la consommation de soja et les modifications des taux sériques de testostérone ou d'œstrogène. Cependant, une autre étude a révélé que si les hommes arrêtaient de consommer du soja, leurs douleurs mammaires et leurs niveaux d'hormones revenaient à la normale.

Selon les auteurs de l'étude, les phytoestrogènes contenus dans le soja pourraient avoir des effets physiologiques sans provoquer l'augmentation habituelle des taux d'œstrogènes.

Des études plus rigoureuses chez les deux sexes sont nécessaires pour déterminer la gamme complète des effets physiologiques du soja.

PRODUITS LAITIERS

Il est possible que de nombreux hommes qui souhaitent augmenter leur taux de testostérone préfèrent ne pas consommer de produits laitiers. Cela est peut-être dû à la présence d'hormones synthétiques ou naturelles dans certaines variétés de lait de vache, qui peuvent avoir un effet sur les niveaux de testostérone.

L'utilisation du soja dans l'alimentation animale a été liée à des niveaux élevés d'œstrogènes dans le lait produit par les vaches.

DE L'ALCOOL

Si vous vous inquiétez de votre taux de testostérone, vous voudrez peut-être réduire ou arrêter complètement de boire. C'est peut-être plus vrai pour les hommes que pour les femmes.

Alors que des recherches préliminaires suggèrent que la consommation d'alcool peut avoir un effet positif sur les niveaux de testostérone chez les hommes, des études plus approfondies sont nécessaires pour tirer des conclusions définitives. Une étude publiée dans Current Drug Trusted Source a révélé que les hommes qui boivent beaucoup ou régulièrement pendant de longues périodes avaient des niveaux inférieurs de testostérone, une hormone mâle.

Selon le rapport, les niveaux de testostérone chez les femmes augmentent après avoir bu de l'alcool.

MENTHE

Les niveaux de testostérone des hommes pourraient être abaissés par la menthe, selon la recherche.

Bien qu'une tasse de thé à la menthe poivrée ou à la menthe verte puisse vous aider à vous détendre, le menthol contenu dans la menthe pourrait en fait réduire votre taux de testostérone.

Une étude publiée dans Advanced Pharmaceutical Source rapporte que l'huile essentielle de menthe verte a été utilisée pour traiter le syndrome des ovaires polykystiques (SOPK) chez les rats femelles. Il a été constaté que l'huile essentielle de menthe verte diminuait les niveaux de testostérone chez ces rats.

Il a été démontré que la menthe réduit les niveaux de testostérone chez les femmes atteintes du syndrome des ovaires polykystiques, selon une revue publiée dans BMC Complementary & Alternative Source. Mais il n'y a pas assez de recherches de haute qualité pour soutenir l'effet général de l'herbe.

La plupart des études dans ce domaine impliquent soit des sujets féminins, soit des modèles animaux. Il est important d'étudier les effets de la menthe chez les deux sexes dans les études futures.

DESSERTS BOULANGERIE ET PAIN

Une étude a révélé que les hommes de Taïwan ayant un régime alimentaire riche en sucreries et en produits de boulangerie avaient des niveaux de testostérone totaux significativement inférieurs à ceux ayant un régime plus salé . D'autres contributeurs comprenaient une alimentation pauvre en légumes verts et riche en produits laitiers et repas au restaurant.

Les hommes du rapport avaient également une masse musculaire plus faible et des pourcentages de graisse corporelle plus élevés.

GENRE GLYCYRRHIZA

Un article publié dans Integrative Medicine Research Source rapporte que la racine de réglisse peut réduire les niveaux de testostérone chez des femmes par ailleurs en bonne santé avant et pendant leurs règles. Les niveaux de testostérone peuvent être abaissés en prenant de la réglisse, selon la recherche animale.

Pour obtenir une image plus complète des actions de la réglisse, les recherches futures devraient idéalement examiner les impacts de l'herbe sur les deux sexes.

DES GRAISSES QUI SONT BONNES POUR VOUS

Les niveaux de testostérone et la fonctionnalité d'une personne peuvent également être affectés par le type de graisse qu'elle consomme. Les niveaux d'hormones et la santé des testicules ont été étudiés en relation avec les habitudes alimentaires de jeunes hommes en bonne santé dans une étude publiée dans l'Asian Journal of Andrology Source.

Ils ont découvert que la consommation de gras trans était associée à une réduction des niveaux de testostérone. Les chercheurs ont également découvert qu'un excès d'acides gras oméga-6 diminuait la croissance et la fonction des testicules.

D'autre part, obtenir suffisamment d'acides gras polyinsaturés oméga-3 peut aider vos testicules à se développer et à mieux fonctionner. Bien que des recherches supplémentaires soient nécessaires pour valider ces résultats, les hommes préoccupés par leur taux de testostérone peuvent choisir de réduire leur consommation de gras trans et d'augmenter leur consommation d'acides gras oméga-6.

Chapitre 7

BOOSTER LA TESTOSTÉRONE

Vos niveaux de testostérone peuvent être augmentés en prenant l'un des nombreux suppléments. Les conclusions ne sont pas concluantes. Voici des exemples de telles aides

L'ACIDE D-ASPARTIQUE

L'acide aminé D-aspartique est présent dans le corps humain. Selon une étude récente, les taux d'hormone folliculo-stimulante et d'hormone lutéinisante pourraient être augmentés. Ces deux facteurs peuvent travailler ensemble pour augmenter la production de testostérone dans le corps.

Une étude ultérieure, cependant, a révélé que 3 grammes d'acide D-aspartique n'avaient aucun effet sur les niveaux de testostérone. Les niveaux ont vraiment diminué en prenant 6 grammes.

ZINC

L'élément zinc est essentiel au bon fonctionnement de l'organisme. De faibles niveaux de testostérone ont été liés à une insuffisance en zinc. Les testicules peuvent produire plus de testostérone si les niveaux de zinc sont élevés. En théorie, une supplémentation en zinc sur une longue période pourrait augmenter les niveaux de testostérone.

MAGNÉSIUM

Il a été démontré que le magnésium supplémentaire augmente la testostérone libre et totale. Les bénéficiaires potentiels comprennent à la fois les patates de canapé et les athlètes. N'oubliez pas que les personnes dont les niveaux de testostérone ont naturellement augmenté pendant l'exercice ont connu des augmentations beaucoup plus importantes.

VITAMINE D

Lorsque la peau est exposée au soleil, le corps fabrique sa propre vitamine D. Cependant, une carence en vitamine D est possible chez les personnes qui ne reçoivent pas assez de soleil. Les niveaux de testostérone se sont avérés 20% plus élevés dans le groupe qui prenait 3300 UI de vitamine D par jour par rapport au groupe témoin.

QUELLES HERBES AIDENT LE PLUS À SOUTENIR LA TESTOSTÉRONE

L'hormone mâle testostérone est cruciale pour la performance sexuelle. Il aide au développement de traits typiquement masculins et au maintien de la santé des hommes adultes. La libido, les prouesses physiques, l'état mental et les perspectives d'un homme peuvent tous souffrir d'un faible taux de testostérone. Environ cinq millions d'hommes aux États-Unis ont un faible taux de testostérone mais ne sont pas traités pour cela. Maintenant qu'il existe tant de méthodes efficaces pour augmenter les niveaux de testostérone, les hommes qui ont un faible T n'ont plus à accepter leur condition.

Les faibles niveaux de testostérone chez les hommes peuvent être ramenés à la normale grâce à l'utilisation d'une thérapie de remplacement de la testostérone et d'éléments stimulant la testostérone, tels que certaines vitamines et herbes naturelles.

HERBES QUI AUGMENTENT LA TESTOSTÉRONE DES HOMMES NATURELLEMENT

Il est possible d'augmenter la production de testostérone à l'aide d'herbes. De nombreuses formules à base de plantes, notamment le ginseng, le yohimbe, le palmier nain, les orties, la racine de maca, le catauba , le Tribulus terrestris et le pycnogenol , sont utilisées pour améliorer les niveaux de testostérone chez les hommes. Ces formules augmentent également l'énergie, l'endurance et l'endurance d'un homme, ainsi que son désir sexuel.

Les athlètes, les haltérophiles et les culturistes chantent souvent les louanges des boosters de testostérone naturels pour leur capacité à les aider à grossir, à maigrir, à se définir et à éliminer les graisses indésirables. Parlez à votre médecin hormonal avant de commencer un traitement à faible T si les suppléments de testostérone font partie de votre régime de soins de santé. Cela permettra à votre médecin de les intégrer correctement dans votre programme de THS.

GINSENG

Depuis des milliers d'années, le ginseng est utilisé dans le cadre de la médecine traditionnelle chinoise. Les guérisseurs de tous bords et de tous les coins du globe se tournent maintenant vers le ginseng pour ses innombrables bienfaits thérapeutiques. Le ginseng est bien connu pour ses effets stimulants, notamment l'augmentation de l'énergie et la diminution du stress et de la fatigue, ainsi que pour sa capacité à améliorer les performances sexuelles. Un certain nombre de variétés de ginseng sont disponibles et elles sont toutes populaires. Aux États-Unis, le ginseng est cultivé commercialement dans des fermes de ginseng, en particulier dans les régions montagneuses du pays. Les racines séchées du ginseng asiatique sont ensuite transformées en extraits, gélules, pilules et infusions. Les thérapies topiques peuvent également être administrées avec des préparations externes. Les ingrédients chimiques actifs de la racine aident à lutter contre la dysfonction érectile, l'hépatite C et l'augmentation des niveaux de testostérone et de l'endurance.

YOHIMBE

C'est l'écorce de l'arbre yohimbe en Afrique de l'Ouest qui est utilisée pour fabriquer l'herbe yohimbe. La plante peut être trouvée dans les comprimés, les pilules et les thés, et elle est utilisée pour traiter les dysfonctionnements sexuels, comme aphrodisiaque, pour stimuler la testostérone, pour développer les muscles, pour calmer l'anxiété et pour aider à la perte de poids. Yohimbe, lorsqu'il est appliqué par voie topique, a un effet anesthésiant. Yohimbe a des effets psychédéliques lorsqu'il est fumé. Son utilisation n'est pas sans risque, car elle a été liée à l'anxiété, à l'hypertension, aux maux de tête et à l'insomnie.

LE TRIBULUS DES TERMITES

Tribulus terrestris a une longue histoire d'utilisation comme tonique aphrodisiaque et de santé générale dans la médecine ayurvédique. Les hormones lutéinisantes (LH) améliorent la production de testostérone, et il a été démontré que le tribulus augmente les niveaux de LH. En médecine traditionnelle, la plante était utilisée pour traiter une variété de maux à travers l'Europe, notamment les maux de tête, les troubles mentaux, la constipation et la dysfonction érectile. La plante a été utilisée pour traiter l'hypertension artérielle, l'hypercholestérolémie, les maladies du foie et les maladies cardiovasculaires dans de nombreuses cultures. En raison de son utilisation historique et actuelle pour augmenter la testostérone et la masse musculaire, la plante est souvent utilisée par les athlètes et les culturistes. La tête de chèvre, ou caltrop, est une plante qui a tendance à apparaître dans des endroits étranges, comme le long de la route ou dans des zones autrement désolées. Il pousse en grappes et produit des touffes vertes épineuses au bout de ses nombreuses tiges. L'Asie du Sud, l'Europe, l'Afrique, l'Australie et les États-Unis abritent tous cette plante.

RACINE DE MACA

Poivre de Cayenne, Orties, Catauba , Gingembre, Carao , Epimedium (également connu sous le nom de chèvre cornée) et Feuille de Catauba

Les niveaux de testostérone libre peuvent être augmentés d'une nouvelle manière en utilisant un extrait hautement concentré de la racine d'ortie. Des chercheurs européens ont identifié des composants de la racine d'ortie piquante pour concurrencer la testostérone pour la liaison à la SHBG, diminuant ainsi la liaison de la testostérone libre par la SHBG.

Catauba , un arbre originaire de la jungle amazonienne, est connu pour augmenter le taux de testostérone chez les hommes.

Afin d'augmenter les niveaux de testostérone, la racine de maca comprend une substance connue sous le nom d'isothiocyanate de p-méthoxybenzyle.

Les propriétés stimulantes de la testostérone du gingembre aident également à augmenter le flux sanguin vers la zone vaginale.

L'herbe de chèvre cornée, également connue sous le nom d' epimedium , est prise pour lutter contre la fatigue et augmenter les niveaux de testostérone.

Le fruit caao du Costa Rica est utilisé comme traitement de l'anémie et augmente également les niveaux de testostérone dans le corps.

Cayenne augmente la testostérone et aide à brûler les graisses en renforçant le système cardiovasculaire, les vaisseaux sanguins et le système nerveux.

L-ARGININE UN ACIDE AMINÉ QUI AUGMENTE LA TESTOSTÉRONE

La L-Arginine améliore la force de l'érection en augmentant la testostérone et en améliorant la synthèse de l'oxyde nitrique, ce qui favorise la croissance musculaire et augmente le flux sanguin vers les tissus érectiles du pénis en relaxant les parois des vaisseaux sanguins.

LES NIVEAUX DE TESTOSTÉRONE PEUVENT ÊTRE AUGMENTÉS EN CONSOMMANT DU ZINC ET DU SÉLÉNIUM

Le zinc aide à normaliser les niveaux d'œstrogène, permettant au corps de se concentrer davantage sur l'utilisation efficace de la testostérone. Des doses de zinc comprises entre 15 et 25 mg par jour sont recommandées comme suppléments quotidiens. En tant que complément alimentaire, le sélénium peut aider à augmenter les niveaux de testostérone.

AMÉLIORER LA TESTOSTÉRONE EN RÉDUISANT LA SHBG

Il existe un certain nombre d'herbes qui augmentent les niveaux de testostérone et d'autres qui stimulent les organes génitaux en apportant plus de sang au pénis. Pour empêcher la testostérone d'être liée et utilisée par le corps, certaines personnes abaissent les niveaux de SHBG. Contrairement à l'augmentation de la testostérone totale, les effets secondaires négatifs potentiels de l'augmentation de la testostérone libre en réduisant la SHBG sont évités. Alors que le niveau total de testostérone d'un homme restera inchangé, la capacité de son corps à utiliser cette hormone augmentera.

La présence de globuline liant les hormones sexuelles est associée à une mauvaise humeur, une faible libido, un risque élevé de maladie cardiovasculaire et un faible tonus musculaire.

En particulier, les Avenacosides peuvent être trouvés dans l'herbe Avena Sativa (extrait de paille d'avoine). De même, Urtica dioica, parfois connue sous le nom d'orties piquantes, s'est avérée efficace pour diminuer à la fois la SHBG et la prolactine, une hormone produite principalement chez les femmes. La forêt amazonienne est l'habitat naturel de l'herbe Ptychopetalum . Muira Puama , qui se traduit par "bois de puissance", est le nom indigène du genre. Soixante-deux pour cent des hommes qui ont pris Muira L'extrait de Puama a revendiqué une augmentation de la libido, tandis que cinquante et un pour cent des participants à une étude réalisée en 1990 par Jacques Waynsberg à l'Institut de sexologie de Paris ont signalé une augmentation de leur capacité à avoir une érection.

Les hormones féminines prolactine et œstrogène peuvent être réduites à l'aide de certains médicaments. L'herbe Mucuna Puriens (haricot velouté) réduit les niveaux de prolactine chez les femmes dont les niveaux de testostérone ont chuté car elle stimule l'apport de L-dopa au cerveau, qui est convertie en dopamine. Les niveaux d'hormone lutéinisante (LH) et de testostérone sont tous deux stimulés par Mucuna puriens , mais les niveaux de prolactine sont abaissés. L'œstrogène est crucial pour les hommes car il aide à la création de spermatozoïdes, à la préservation des os, au soutien du tissu adipeux et à la fonction cognitive. Bien que les hommes aient besoin d'une quantité infime d'œstrogènes pour soutenir ces activités corporelles vitales, il existe un certain nombre de raisons pour lesquelles les hommes peuvent développer des excès d'œstrogènes. La première est que l'aromatase, une enzyme présente dans la plupart des membranes cellulaires, convertit la testostérone en œstrogène. La production d'enzymes aromatase d'un homme augmentera avec ses niveaux d'œstrogène s'il a un pourcentage de graisse corporelle plus élevé. Les niveaux de testostérone d'un homme chuteront naturellement si ses niveaux d'œstrogène sont élevés. Par conséquent, il est essentiel de réduire les niveaux globaux de graisse corporelle et d'œstrogène pour protéger les niveaux élevés de testostérone.

Si votre médecin vous prescrit un programme de thérapie de remplacement de la testostérone, la réduction de la SHBG pour libérer la testostérone liée est un excellent moyen de compléter la thérapie.

chapitre 8

LA

EFFETS DE L'ALCOOL SUR LA TESTOSTÉRONE

Boire trop d'alcool est mauvais pour la santé à presque tous les égards. Il est également important que vos hormones soient en bonne santé.

La consommation excessive d'alcool est associée à des altérations temporaires et permanentes des niveaux de testostérone, entre autres hormones.

La testostérone, l'hormone sexuelle masculine, est la plus importante. Il est nécessaire au développement des muscles et des os chez les garçons et les hommes, ainsi qu'à la production de sperme.

Même si cet article se concentre sur la testostérone dans la santé des hommes, les femmes produisent également une petite quantité de testostérone dans leurs ovaires. Une diminution des quantités de testostérone chez les femmes peut contribuer à une faible libido et à des os fragiles.

Si vous voulez savoir comment la consommation d'alcool affecte votre taux de testostérone, lisez la suite.

LES EFFETS DE L'ALCOOL SUR LA TESTOSTÉRONE

Les testicules, l'hypophyse antérieure et l'hypothalamus jouent tous un rôle dans la génération de testostérone chez l'homme.

Votre hypothalamus libère une hormone appelée hormone de libération des gonadotrophines (GnRH), qui agit sur votre glande pituitaire antérieure.

Ensuite, votre glande pituitaire antérieure sécrète l'hormone lutéinisante (LH) et l'hormone folliculo-stimulante (FSH).

La testostérone est produite par les testicules en réponse à l'hormone lutéinisante (LH) et à l'hormone folliculo-stimulante (FSH).

L'alcool peut affecter la production de testostérone en interagissant avec les trois glandes.

L'impact à long terme de l'alcool sur la testostérone

Une mauvaise fonction testiculaire est plus fréquente chez les gros buveurs que chez les buveurs modérés.

En règle générale, une personne est considérée comme ayant un problème d'alcoolisme excessif si elle consomme plus de 15 verres par semaine (pour les hommes) ou 8 verres par semaine (pour les femmes).

LORSQUE LES HOMMES BUVENT EXCESSIVEMENT, ILS AUGMENTENT LEUR RISQUE DE VIVRE

faible taux de testostérone circulante

un manque de désir sexuel

On pense que les cellules de vos testicules appelées cellules de Leydig peuvent être endommagées par la consommation régulière d'alcool. La sécrétion de LH, FSH et GnRH pourrait être affectée par la consommation d'alcool.

La consommation d'alcool avec modération ne semble pas affecter négativement la fertilité ou les niveaux de testostérone chez les hommes.

Une consommation modérée d'alcool est généralement décrite comme pas plus d'un verre pour les femmes ou deux verres pour les hommes en une seule journée.

COURT TERME DE L' ALCOOL SUR LA TESTOSTÉRONE

On suppose que la consommation aiguë d'alcool limite temporairement la libération de testostérone en influençant l'hypothalamus et l'hypophyse.

Selon l'étude citée, les niveaux de testostérone peuvent commencer à chuter dès 30 minutes après avoir bu.

Une étude Source a examiné les niveaux de testostérone chez les hommes alcooliques et non alcooliques en donnant aux premiers l'équivalent d'une pinte de whisky par jour pendant 30 jours.

À la fin du mois, les niveaux de testostérone des hommes en bonne santé avaient chuté au même niveau que ceux des hommes alcooliques.

QU'ARRIVE-T-IL À VOTRE SPERME QUAND VOUS BUVEZ

Les cellules de Sertoli dans vos testicules sont affectées négativement par l'alcool. Le développement de spermatozoïdes matures repose sur la présence de ces cellules.

La spermatogenèse fait référence au processus par lequel les spermatozoïdes se développent. La testostérone et l'hormone folliculo-stimulante contribuent toutes deux à la spermatogenèse.

Si ces hormones ne sont pas équilibrées, la spermatogenèse peut être stoppée net. Un faible nombre de spermatozoïdes dans le sperme est un résultat possible de l'arrêt spermatogène, qui est la perturbation du développement normal des spermatozoïdes.

Par rapport aux hommes sobres, les gros buveurs ont une incidence 50% plus élevée d'arrêt spermatogène.

Ils ont également découvert que les testicules des buveurs réguliers étaient plus petits que ceux des non-buveurs.

Une consommation excessive d'alcool peut réduire le volume de sperme et modifier la forme des spermatozoïdes, selon une étude de 2017 portant sur 16 395 hommes en bonne santé. Une consommation légère à modérée n'a eu aucune influence perceptible sur l'une ou l'autre des variables.

Une source de recherche impliquant 8 344 hommes en bonne santé d'Europe et des États-Unis a trouvé la même chose à propos de la consommation modérée d'alcool et de la qualité du sperme.

Il est de notoriété publique que les femmes enceintes ne devraient pas boire, mais de nouvelles preuves révèlent que les pères qui boivent beaucoup avant la conception peuvent également augmenter le risque que leur enfant naisse avec un handicap.